# TRAVAUX DU LABORATOIRE

DE

# THÉRAPEUTIQUE EXPÉRIMENTALE



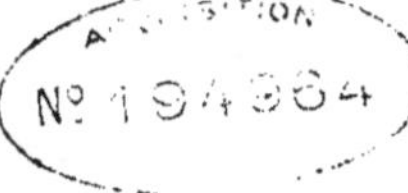


DE

# L'UNIVERSITÉ DE GENÈVE

DIRIGÉ PAR

**A. MAYOR**

PROFESSEUR DE THÉRAPEUTIQUE

---

## VII

**ANNÉES 1903-1905**

---

GENÈVE
GEORG & Cie, LIBRAIRES-ÉDITEURS
Librairie de l'Université
1906

Extrait de la *Revue médicale de la Suisse romande*
XXIVme Année. — N° 11. 20 Novembre 1904.

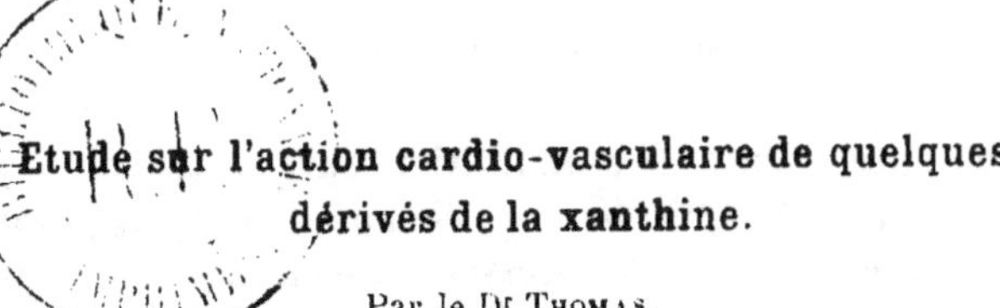

# Etude sur l'action cardio-vasculaire de quelques dérivés de la xanthine.

Par le Dr Thomas.

Etudier par l'expérimentation une série de substances appartenant à la même famille pharmacodynamique et dont la clinique nous a déjà révélé en partie les effets chez l'homme, tel est le but de ce mémoire. J'ai cherché en une faible mesure à suivre l'exemple donné par M. le prof. Mayor dans sa magistrale description de l'action des dérivés de la morphine. C'est sous l'empire de cette idée directrice que j'ai depuis quelques années porté mon attention sur l'influence cardio-vasculaire des principaux dérivés de la xanthine. On sait à l'heure actuelle que ce corps, issu de la purine, peut donner lieu à diverses combinaisons par la substitution d'un ou plusieurs radicaux méthyliques. Nous avons actuellement deux dyméthyl-xanthines, la théobromine et la théocine ou théophylline et une triméthyl-xanthine, la caféine. Une seule mono-méthylxanthine 3 a été expérimentée par Impens sans résultats bien appréciables.

La théobromine étant insoluble, quelques auteurs ont cherché à la modifier dans ce sens par l'adjonction de divers sels ; nous avons ainsi la diurétine, simple mélange à parties égales de théobromine et de salicylate de soude, et l'agurine qu'Impens a obtenue par l'adjonction d'acétate de soude. J'aurais l'occasion plus tard de reparler de ce dernier corps.

Ayant déjà publié le résultat de mes recherches sur la théobromine, je n'y reviendrai que comme terme de comparaison ; mon étude sur la théocine a fait l'objet d'une note insérée dans le *Bulletin de thérapeutique* et résumée à la *Société médicale de Genève*.

Ces substances sont fréquemment employées comme diurétiques et toniques cardiaques, il n'est pas sans intérêt de les comparer au point de vue de leur action sur l'animal.

## PARTIE EXPÉRIMENTALE.

### A. — *Théobromine.*

Dans ma précédente communication sur la théobromine, j'avais fixé la dose de 0,035 par kg. comme n'exerçant pas une influence appréciable sur la pression. Révision faite de mes tracés d'une part, et tenant compte d'autre part de l'influence exercée par le mode d'anesthésie dans certaines expériences, il faut faire une correction et porter ce chiffre à 0,047 par kg. Quand on reste au-dessous de cette dose, on observe qu'en général le niveau de la pression varie dans de faibles limites ; quelques millimètres en plus et c'est tout. Mais quand on la dépasse, l'action cardiaque devient irrégulière, la pression descend avec de grandes oscillations. Il se produit des faux-pas, des syncopes ; c'est une véritable asystolie, la mort peut arriver brusquement. On observe souvent en même temps des secousses, un état convulsif, mais ce dernier phénomène se produit moins rapidement qu'avec la caféine et surtout qu'avec la théocine.

Pour le nombre des pulsations, il existe des différences assez marquées, suivant les expériences et le mode d'anesthésie ; d'une manière générale, on constate de l'accélération. Puis suivant que le cœur est plus ou moins compromis, les pulsations deviennent irrégulières, leur amplitude diminue beaucoup, et enfin elles arrivent à être incomptables. On pourrait croire au premier abord à du ralentissement, mais il n'en est rien. Il faut bien remarquer du reste que la mensuration exacte du nombre des pulsations est très difficile à cause de leur petitesse chez le lapin, et lorsque cette mensuration doit être pratiquée avec une loupe, les erreurs sont presque inévitables [1].

[1] M. le prof. Mayor a répété mes expériences sur la théobromine en introduisant cette substance soit directement dans le système circulatoire, soit dans le duodénum, et obtenu les mêmes résultats. Il a pu constater en même temps que l'action excitante sur le système nerveux est assez faible.

### B. — *Agurine.*

Comme je l'ai dit, l'insolubilité complète de la théobromine a paru une circonstance défavorable à quelques-uns, et l'on a cherché à résoudre cette difficulté. En dissolvant une molécule de théobromine dans de la soude caustique, on obtient un produit très irritant, mais qui peut s'associer à des sels qui le rendent plus soluble, tels que le salicylate et le benzoate de soude. Avec ce dernier, a été composée *l'uroferrine* qui n'a jamais été utilisée que je sache : la combinaison avec le salicylate est la *diurétine* très employée encore aujourd'hui en Allemagne. Il s'agit dans ce cas d'un simple mélange à 50 °/₀, et non d'un nouveau corps, d'ailleurs très peu stable.

Je n'ai pas l'intention de faire la critique de ce produit ; ses inconvénients ont été exposés à plusieurs reprises par Huchard qui a été le promoteur de l'emploi de la théobromine, et dans une thèse de Genève par Mlle Lewenson. Divers accidents ont été observés ; d'ailleurs un grand nombre des malades auxquels on administre la théobromine, ayant le cœur et les reins compromis, l'acide salicylique ne peut qu'être dangereux pour eux.

Impens a montré dans diverses expériences que la pression diminue déjà avec de faibles doses de diurétine, tandis que l'agurine, aux mêmes doses, ne produit encore aucun effet de ce genre. Il a obtenu cette dernière combinaison en associant la théobromine sodée à l'acétate de soude. Une molécule d'agurine contient 59,7 °/₀ de théobromine, proportion plus considérable que celle qui existe dans la diurétine. C'est une poudre blanche, facilement soluble dans l'eau ; elle est précipitée par l'acide chlorhydrique du suc gastrite, il se forme alors du chlorure de sodium et de la théobromine. En solution, c'est un mélange, mais la cristallisation de ce nouveau corps est nette et différente de celle de ses composants.

Quelques expériences sur la grenouille montrent que l'adjonction de l'acétate de soude ne modifie pas l'action de la théobromine sur la production de la rigidité musculaire. Avec l'appareil de Williams la vitesse du cœur est accrue chez le lapin ; on n'observe pas de diminution de l'élasticité, mais la force absolue du cœur décroit. A la dose de 0,11 gr. à 0,12 par kg. (soit environ 0,06 de théobromine) la diminution de pression est peu considérable. En outre, la faible dose d'acétate de soude ne suffit pas à rendre les urines alcalines.

Solacolu a fait quelques essais en vue de déterminer la toxicité du produit en injection intra-veineuse; les chiffres obtenus sont assez variables.

J'ai fait à mon tour l'étude expérimentale de ce médicament et en voici les résultats :

Huit lapins m'ont servi dans ce but : j'ai procédé sans anesthésie et introduit l'agurine par voie artérielle. A petites doses 0,025 par cc. injecté, on voit que si la pression initiale est basse, les premières injections la font remonter assez régulièrement ; puis à partir d'une certaine quantité, la chute de pression est progressive. Mais si au début la pression est forte, les variations sont peu considérables. Lorsque la première dose est élevée, soit 0.075, et surtout lorsqu'on fait l'injection intra-veineuse, la chute est alors plus rapide et plus prononcée. En prenant la moyenne des différentes expériences, on constate qu'au dessous de 0,0804 par kg. soit 0,048 de théobromine, la pression ne diminue pas ou guère. Comme on le voit, l'adjonction d'acétate de soude ne modifie pas les résultats obtenus avec la théobromine pure, ce que du reste une expérience faite avec cette substance seule a pleinement confirmé.

Si l'animal est chloralisé préalablement, quelle que soit la dose d'agurine, la pression ne cesse de descendre. L'accélération des pulsations se produit plus ou moins vite ; si la dose introduite est forte, le chiffre des battements cardiaques s'élève rapidement. Puis les pulsations deviennent incomptables et irrégulières, mais on n'observe généralement pas une asystolie aussi intense qu'avec la caféine, de même que les secousses sont plus rares et moins fortes. Ce dernier point n'est pas sans importance ; sans doute mes expériences sur la théobromine ont été pratiquées sur des animaux anesthésiés, mais en tenant compte des résultats obtenus avec l'agurine, on peut être certain que le système nerveux est beaucoup moins excité par ces deux substances que par la caféine et la théocine.

La respiration, un peu ralentie au début, puis s'accélérant, ne subit pas des modifications bien importantes ; celles-ci sont, du reste, en rapport à la fin avec l'état du cœur.

### C. — *Caféine.*

Les auteurs qui se sont occupés de l'action physiologique de la caféine, sont arrivés en général à cette conclusion que de petites doses de cette substance augmentent la pression sanguine et que de fortes doses la diminuent. Il existe sans doute quelques variations dues au mode opératoire, aux différentes espèces d'animaux employés, à d'autres causes encore, mais l'opinion générale est bien celle que j'indique. L'élévation de pression serait la résultante de l'excitation du centre vaso-moteur. Bock dans un travail que j'ai déjà souvent cité ailleurs donne à ce sujet les résultats les plus complets et nous fournit l'explication la plus certaine à l'heure actuelle.

Cet auteur, par un procédé de son invention, a expérimenté l'action de la caféine sur le cœur isolé des mammifères, et il a pu montrer que dans ce cas, c'est-à-dire en dehors de toute intervention possible des centres nerveux et des modifications du calibre des vaisseaux, la pression, à part quelques différences au début, ne tarde pas à diminuer constamment et de plus en plus. Et cependant la vitesse du pouls est augmentée ; si donc à chaque contraction du cœur, la même quantité de sang qu'avant l'injection de caféine était chassée dans les vaisseaux, la pression s'élèverait. Ce fait nous prouve déjà que l'influence déprimante de la caféine doit être cherchée dans l'action exercée sur la musculature cardiaque ; c'est en effet le débit du sang, le volume de l'ondée qui diminue par suite de l'altération musculaire. Cette dernière, dont l'existence a été établie déjà par d'anciennes expériences, consiste dans une perte d'élasticité, une rigidité progressive. Les substances du groupe de la digitaline, la strophantine par exemple, exerçant une action contraire, favorisant le relâchement complet après la contraction, et renforçant cette dernière, combattant directement l'influence de la caféine. Cependant, même dans ces circonstances, on peut voir survenir au début après l'injection de petites doses, une augmentation faible mais passagère de la pression. Ce fait s'explique, d'après Bock, parce qu'à cette période la fréquence du pouls est déjà augmentée alors que l'influence de la caféine sur la musculature cardiaque n'est encore que peu prononcée, mais plus tard, on a constamment une diminution de pression qui va croissant.

Il en va autrement chez l'animal normal ; les premières doses, même alors qu'elles sont élevées, augmentent la pression par suite de l'excitation du centre vaso-moteur qui renforce la résistance du système circulatoire, cette action est du reste peu intense. Le chloral injecté au début de l'expérience, par son action paralysante sur les vaso-moteurs, s'oppose à la production de ce phénomène.

Mes expériences ont été pratiquées dix fois chez des animaux anesthésiés par l'éther, et quatorze fois sans anesthésie. Ce fait est loin d'être sans importance, comme on peut le voir, car dans le premier cas l'animal ne présente pas ou peu les secousses musculaires, les contractions, l'état convulsif même qui se caractérise nettement dès les premières injections. Un tel résultat n'est pas sans intéresser vivement la courbe de pression déjà modifiée par l'état de la respiration, ainsi que Pouchet l'a bien démontré dans ses expériences.

Comme pour les substances précédentes, j'ai cherché à déterminer quelle est la dose maximale au-dessus de laquelle la dépression se fait sentir. Chez les animaux anesthésiés, cette dose peut être fixée à la proportion moyenne de gr. 0,027 par kg. ; les différences ont été assez peu remarquées, sauf dans un cas où la pression très basse au début par suite de difficultés opératoires a remonté graduellement sous l'influence des cinq premières injections. Chez les animaux non anesthésiés, il en va un peu différemment à cause des secousses musculaires qui ne permettent pas d'apprécier aussi exactement la hauteur atteinte, la quantité moyenne est de 0,0355 par kg. Lorsque les injections ont été pratiquées par la voie veineuse, sauf dans un cas où la pression était très basse au début, la moyenne n'a plus été que de 0,0149, la subtance active n'étant pas diluée dans le torrent circulatoire comme lors de son introduction par voie artérielle, et arrivant plus vite au cœur.

Lorqu'on reste au-dessous des doses sus-indiquées, on trouve, comme la plupart des auteurs l'ont déjà remarqué, une légère augmentation de pression de 5 à $6^{mm}$, qui ne tarde pas à s'arrêter. Cependant il faut, d'après le résultat de certaines expériences, tenir compte, comme je l'ai déjà indiqué, de l'état initial de la pression, puis de la proportion de caféine introduite à chaque injection ; on constate alors que les doses de 0,005 agissent beaucoup moins défavorablement que celles de 0,01.

En ce qui concerne le nombre des pulsations cardiaques, nous trouvons quelques différences suivant les expérimentateurs ; cependant Aubert, Reichert et d'autres ont constaté les mêmes résultats que Bock et moi, ce qui permet d'arriver à des conclusions plus précises. Dans ses recherches sur le cœur isolé des mammifères, Bock observe que dès les premières injections et d'une manière constante, il se produit une accélération très nette, tandis que, en opérant sur des animaux intacts, il obtient en général, avec de fortes doses, un ralentissement suivi d'une augmentation de fréquence des pulsations. De plus si on coupe les vagues soit au début, soit au milieu de l'expérience, la fréquence augmente toujours à la suite de l'injection de caféine. La conclusion que Bock tire de ces faits est que, en l'absence de toute connexion avec le système nerveux central, la caféine exerce toujours une influence accélératrice par son action sur les ganglions intra-cardiaques et que chez l'animal normal, elle ralentit le cœur au début. Ce fait résulterait d'une excitation du centre du vague, ce que prouve l'influence de la section de ce nerf.

Sans vouloir donner trop d'importance aux chiffres, j'ai cherché au cours de mes expériences à déterminer quelle est la dose maximale au-dessous de laquelle on constate le ralentissement ; chez les animaux non-anesthésiés elle est d'environ 0,036 par kg., chez les autres, elle est de 0,056. Cette différence me paraît devoir s'expliquer par le fait que la narcose à l'éther ou au chloroforme, tout en accélérant au début les pulsations, diminue l'excitabilité générale et facilite ainsi l'influence du vague. Du reste, si l'on veut se rendre compte de l'action de la caféine en pareil cas, on doit distinguer trois périodes : la première, assez courte, est celle du ralentissement, puis à mesure que la dose injectée augmente, on observe une accélération prononcée ; enfin, sous l'influence de la fatigue du cœur, les pulsations deviennent très petites, leur amplitude diminue tellement qu'elles s'inscrivent à peine ou pas du tout. A ce moment, on constate aussi un trouble intense du rythme cardiaque, caractérisé par la présence de syncopes, faux-pas, rythme couplé ou tricouplé ; c'est l'asystolie terminale. Si l'on fait alors la section de la carotide pour terminer l'expérience, le vaisseau ouvert donne fort peu de sang par suite de la contraction progressive du cœur.

Comme je l'ai dit plus haut, les expériences de Bock sur des animaux normaux, démontrent l'influence du vague sur la production du ralentissement observé en première période. Les injections étaient pratiquées par la voie veineuse et il paraît ressortir du mémoire de cet auteur que les animaux étaient endormis (uréthane).

Dans mes expériences sur les lapins anesthésiés, j'ai constaté que si l'on fait la section des vagues alors que le ralentissement s'est déjà produit, l'introduction d'une nouvelle dose amène l'accélération plus ou moins marquée. Ce résultat est obtenu même en restant au-dessous de la proportion de caféine qui accélère définitivement les pulsations, comme je l'ai déjà indiqué. Chez les animaux non-anesthésiés, la section des vagues étant pratiquée au début, l'injection de caféine produit une accélération très légère, douteuse même ; l'atropinisation préalable a à peu près le même effet.

Au premier abord, ce dernier résultat était surprenant, quoiqu'il concordât avec des expériences de Doppola que Potain, dans sa Clinique, appuie de son autorité. Mais les faits avancés par Bock étaient assez nets pour nécessiter des recherches ultérieures. J'ai donc opéré comme lui par la voie veineuse sans anesthésie, en prenant comme voie d'introduction, soit la veine jugulaire, soit la veine fémorale. Il faut naturellement employer de petites doses pour ne pas exercer une action trop rapide sur le cœur. En procédant avec prudence, je suis alors arrivé au même résultat que Bock. Soit la section des vagues antérieure aux injections ou pratiquée au moment où le ralentissement s'est établi, soit l'atropinisation préalable, donnent lieu à une accélération manifeste lorsqu'on fait de nouvelles injections. Il y a donc lieu de penser que la réaction du vague sous l'influence des premières doses de caféine, est bien la cause du ralentissement chez l'animal normal, mais qu'on peut observer des variations selon le mode d'introduction de la substance, le degré de réceptivité du système nerveux, son excitabilité plus ou moins grande. La réaction du cœur vis-à-vis de la caféine, les secousses, les contractures musculaires sont aussi des agents capables d'influencer beaucoup les résultats. Et il y a là, me semble-t-il, sans vouloir conclure de l'animal à l'homme, une indication qui n'est point à négliger en clinique.

Du reste une autre expérience vient à l'appui de cette hypothèse, on y voit que l'influence de l'hypertonicité musculaire précoce se traduit par l'élévation de pression et l'accélération des pulsations, alors qu'après les deux premières injections, le ralentissement s'était produit. En coupant les vagues et après avoir attendu un temps suffisant pour que le résultat de cette opération soit passé, de nouvelles injections ont comme suite l'accélération. Il va sans dire que dans cette expérience, je suis resté au-dessous de la dose qui, à l'état normal, produit l'accélération, et que j'ai indiquée plus haut.

Nous arrivons donc à cette conclusion que la caféine exerce

une action marquée sur le nombre des battements cardiaques ; au début, avec une dose variable suivant certaines circonstances, elle ralentit les pulsations, mais cette influence est peu durable ; très vite l'accélération se produit et, en dernière période, nous assistons à une véritable asystolie et surtout à ce phénomène si bien décrit par Pouchet et que toutes mes expériences confirment, à savoir cette rigidité progressive de la musculature cardiaque ; l'organe central ne peut plus se dilater suffisamment pour admettre une quantité de sang suffisante, et cet état se traduit par une diminution considérable de l'amplitude des pulsations.

Si nous comparons ces résultats avec ceux obtenus à la suite d'injections de théobromine et d'agurine, nous voyons qu'avec ces derniers corps, on n'observe guère de période de ralentissement : très vite le nombre des pulsations s'accélère en proportion variable du reste, puis reste à peu près stationnaire. Et ceci, qu'il s'agisse d'animaux anesthésiés comme c'est le cas dans les expériences avec la théobromine ou d'animaux non anesthésiés et soumis à l'action de l'agurine.

L'influence du chloral ou de ses dérivés comme le dormiol, introduits par la voie artérielle avant toute injection d'une substance appartenant au groupe de la xanthine, montre une particularité intéressante. Avec l'agurine ou la théobromine, en dehors de l'influence sur la pression, les injections successives de ces deux corps donnent lieu à un ralentissement, tandis que avec la caféine, on observe dès le début une accélération peu prononcée, mais indubitable. Ce fait vient à l'appui de l'opinion précédemment émise, que la diméthyl-xanthine et ses dérivés ont une action moins puissante sur les ganglions intra-cardiaques que la caféine. L'action vaso-constrictrice, indéniable du reste, de la caféine, ne suffit pas à provoquer le ralentissement, car après la section préalable de la moëlle cervicale, c'est à dire la paralysie des centres vaso-moteurs, nous voyons le ralentissement se produire d'une façon très nette. Je n'ai malheureusement pu, dans deux expériences, prolonger suffisamment la série des injections, de manière à atteindre et même à dépasser la dose minima qui accélère, mais, en ce qui concerne la première partie de l'expérience, le résultat est certain.

J'aurais à revenir sur cette question à propos de quelques remarques applicables à la clinique.

Pouchet, dans ses expériences, a insisté sur certaines modifications du rythme respiratoire qu'il a observées avec le pneumographe de P. Bert. Il s'agit en l'espèce, d'une augmentation dans l'amplitude des mouvements respiratoires du début, qui fait place à un état dyspnéique s'installant peu à peu. Ces phénomènes ont une influence certaine sur la courbe de pression favorisant tantôt son élévation et tantôt son abaissement. J'ai eu l'occasion de constater les mêmes faits, sinon avec la même intensité, tout au moins d'une façon appréciable ; il est vrai que dans mes expériences et surtout dans toutes celles pratiquées sur l'animal non anesthésié, j'ai pratiqué la trachéotomie, qui facilite la respiration. Avec l'agurine, on voit des mouvements respiratoires diminuer de fréquence au début en même temps qu'ils deviennent plus amples, puis augmenter ensuite pour diminuer de nouveau vers la fin de l'expérience.

En ce qui concerne la théobromine, je n'ai pas de données précises sur ce point. Le fait, en lui-même, doit dépendre de l'action exercée par les composés de la xanthine sur le système nerveux, et nous avons pu voir que sur ce point particulier, la caféine a une influence prépondérante.

### D. — *Théocine.*

Ma note du *Bulletin de thérapeutique*, résumée à la Société médicale de Genève, indique déjà dans ses grands traits l'action de cette substance nouvelle, remarquable certainement par la puissance de son influence sur la diurèse. Je ne veux certainement pas contester la réalité de l'affirmation de Pouchet, à savoir qu'il est impossible d'établir une différence entre les résultats expérimentaux obtenus avec la caféine et avec la théocine ; telle qu'elle est, cependant, elle me paraît un peu trop absolue et je voudrais insister sur les points suivants :

La proportion de théocine évaluée par rapport au kilogramme d'animal comme exerçant une influence déprimante sur la pression, est extrêmement variable.

Notons tout d'abord que mes expériences ont été faites sur des lapins non anesthésiés, auxquels ont été injectées par la voie artérielle des doses variant de 0,005 à 0,03 par cc. Dans ces conditions, nous voyons une quantité de 0,017 par kg. produire une modification appréciable, 6$^{mm}$ de dépression ; des résultats plus nets sont obtenus avec de faibles doses ou en pratiquant les injections à intervalles éloignés (dix minutes en moyenne). La dose de 0,036 par kg. est alors tolérée sans que la pression soit influencée. En revanche, si l'excitabilité musculaire est très prononcée, la courbe subit des modifications importantes : elle se maintient élevée plus longtemps, malgré l'injection d'une quantité atteignant jusqu'à 0,06 et 0,07 par kg. L'influence du choral, qui diminue beaucoup la production des secousses et de l'hypertonicité musculaires, est assez remarquable, en ce sens que l'animal supporte une dose de théocine supérieure à celle qui produit en général la dépression ; cependant avec une anesthésie profonde (0,18-0,20 par kg.), nous retrouvons qu'en moyenne une dose de 0,035 par kg. commence à exercer une influence déprimante.

Un autre facteur intervient à cet égard d'une façon très efficace, c'est l'accélération des pulsations ; nous avons déjà vu ce qui arrive avec les corps précédents. L'injection de théocine augmente très rapidement le nombre des pulsations ; entre le chiffre obtenu à l'état normal et celui observé après la première ou la seconde injection, on constate un écart variant de 20 à 50 pulsations. Jamais il n'y a de ralentissement comme avec la caféine, et dans la suite de l'expérience, on constate souvent 300 à 312 pulsations par minute ; en pareille circonstance, quelques erreurs sont inévitables. Cette augmentation continue un certain temps, puis l'amplitude diminue beaucoup, la numération est de plus en plus difficile et on observe en même temps l'asystolie comme avec les autres substances précédentes.

Chez les animaux chloralisés, l'accélération est en général moins prononcée et surtout moins rapide.

Lors de ma première communication sur la théocine, j'avais beaucoup insisté sur l'apparition précoce des secousses et des contractures musculaires et sur leur intensité. Par des expériences de contrôle, faites après la publication du travail de Pouchet, j'ai pu m'assurer qu'entre la caféine et la théocine, il n'y pas de différence bien essentielle sur ce point particulier, nous ne pouvons pas mesurer l'intensité du phénomène et sommes réduits à l'apprécier par la vue. Etant donné que les animaux, quoique de même espèce, sont souvent plus ou moins excitables, il est difficile d'arriver à une appréciation exacte. En tout cas l'influence sur le système nerveux central est indéniable.

*Valeur diurétique comparée des dérivés de la xanthine.*

En dehors de l'expérience clinique et de quelques résultats expérimentaux, c'est le travail de Ach qui donne les renseignements les plus complets sur ce sujet. L'animal choisi était le lapin et la substance était administrée par la bouche ; le mode de nourriture n'est pas indiqué.

En calculant la quantité d'urine émise pendant trois heures par rapport à celle évacuée dans le même temps chez un animal normal, on arrive aux chiffres suivants :

| | | | |
|---|---|---|---|
| Caféine. . . . . . . | 42 cc. | au lieu de | 28 cc. |
| Théobromine. . . . | 101 cc. | » | 13 cc. |
| Théocine. . . . . . | 116 cc. | » | 9 cc. |

Cette dernière l'emporte donc sur la théobromine et de beaucoup sur la caféine ; dans mes expériences, sans prendre des mensurations exactes, j'ai pu constater les mêmes faits. En injectant la théocine dans la veine marginale de l'oreille d'un lapin de 1470 gr., à la dose totale de gr. 0,17 soit gr. 0,115 par kg., l'animal a uriné sept fois de 3 h. 40 à 5 h. 5, et la quantité émise chaque fois était approximativement de 15 gr.

La couleur de l'urine varie beaucoup ; foncée au début comme elle est à l'état normal chez le lapin, elle devient de plus en plus claire.

Il ne nous reste plus qu'à résumer cette longue série d'expériences dans les proportions suivantes :

A la dose moyenne de 0,047 par kilogramme d'animal, la théobromine n'influe pas sur la pression artérielle.

A une dose supérieure, elle agit comme la caféine prise en trop grande quantité, c'est-à-dire qu'elle trouble la fonction cardiaque ; les pulsations deviennent arythmiques, diminuent beaucoup d'amplitude après s'être accélérées ; la pression s'abaisse de plus en plus. En même temps l'animal présente des secousses convulsives.

L'agurine, en tenant compte de sa teneur en théobromine, présente les mêmes effets ; l'accélération des pulsations semble plus rapide qu'avec la théobromine.

Jusqu'à une dose moyenne de 0,031 par kg. (animaux anesthésiés et non anesthésiés) la caféine n'exerce pas d'influence sur la pression ; on peut cependant constater une faible augmentation en général peu durable, due à l'excitation du centre vaso-moteur. A plus forte dose, la pression devient irrégulière, variant suivant que les secousses musculaires sont plus ou moins intenses, puis elle s'abaisse graduellement. Le cœur perd son élasticité et le débit du sang, à chaque pulsation, devient toujours moindre. Au début, on observe un ralentissement des battements cardiaques, dû à l'excitation du vague ; au cours de l'expérience ce phénomène présente des modifications dépendant de l'état de l'animal, de son excitabilité plus ou moins grande, du mode d'introduction de la caféine dans le torrent circulatoire. Puis l'accélération devient définive, les pulsations diminuent de plus en plus d'amplitude ; l'action du cœur est très irrégulière. L'excitation du système nerveux existe toujours à des degrés divers ; elle s'accompagne de rigidité musculaire.

La théocine, à dose égale, se rapproche beaucoup de la caféine par son influence sur la pression sanguine et son action cardiaque ; elle s'en distingue en ce que l'accélération des pulsations se montre dès le début de l'expérience et devient de plus en plus marquée. La théocine paraît posséder une action excitante plus prononcée sur le système nerveux.

Toutes ces subtances doivent être considérées comme des diurétiques rénaux ; la plus puissante est certainement la théocine.

## Protocoles des expériences.

Les résultats obtenus avec la théobromine ayant été déjà publiés dans ma première note au *Bulletin de thérapeutique*, je n'y reviens pas et ne mentionnerai ici que les faits les plus démonstratifs.

### Agurine.

Exp. I. — 15 décembre 1902. Lapin 1465 gr. Solution d'agurine dans de l'eau contenant 0,50 : 20 cc. ; chaque injection de 1 cc. contient donc 0,25 d'agurine.

| | | Pression moyenne | Nombre des pulsations par minute | |
|---|---|---|---|---|
| 3 h. 50. | Avant toute injection | 73mm | 204 | |
| » 58. | Après la 1re » | 75 | 220 | |
| 4 h. 17. | » 2e » | 86 | 240 | leur amplitude diminue |
| » 23. | » 5e » | 86 | 252 | |
| » 28. | » 7e » | 80 | 252 | |
| » 37. | » 10e » | 76 | 240 | difficiles à compter |
| » 45. | » 14e » | 67 | 250 | presque incomptables |

Dose totale injectée 0,35 soit par kilog, 0,245.

Exp. II. — 9 janvier 1903. Lapin 1805 gr. Solution de 1,0 pour 20 cc.; chaque injection de 1 cc. contient 0,05 d'agurine. Par suite d'incidents opératoires, l'introduction de la substance se fait par la veine auriculaire.

| | | | |
|---|---|---|---|
| 5 h. 10. | Avant toute injection | 95mm | 240 |
| » 14. | Après la 1re » | 98 | 240 |
| » 21. | » 2e » | 94 | 240 |
| » 23. | » 4e » | 85 | 245 |
| » 25. | » 5e » | 83 | 252 |
| » 28. | » 6e » | 80 | ? |

Dose totale, 0,30, soit p. k. 0,17.

Dans cette expérience, l'influence du mode d'introduction se fait rapidement sentir, l'agurine, arrivant plus rapidement au cœur; sans s'être pour ainsi dire diluée dans la circulation générale, produit des effets déprimants très marqués.

Exp. III. — 17 janvier 1903. Lapin 1655 gr. Solution de 1,0 pour 30 cc.; chaque injection contient 0,033 d'agurine.

| | | | |
|---|---|---|---|
| 6 h. 10. | Avant toute injection | 86mm | 256 |
| » 18. | Après la 2e » | 92 | 290 |
| » 26. | » 4e » | 83 | 300 |
| » 36. | » 7e » | 74 | 312 |

Dose totale 0,231, soit par kg. 0,14.

On remarque ici que l'accélération des pulsations ayant été rapide et considérable, la pression n'a pas tardé à s'abaisser. On peut noter cependant les différences marquées d'un animal à l'autre, comme le témoigne le fait suivant :

Exp. IV. — 19 janvier 1903. Lapin 1685 gr. Solution d'agurine comme précédemment.

| | | | |
|---|---|---|---|
| 4 h. 55. | Avant toute injection | 116mm | 264 |
| 5 h. 10. | Après la 1re » 3 cc | 112 | 314 |
| » 26. | » 2e » 3 cc | 108 | 324 |

Dose totale 0,264 soit p. kg. 0,155.

### Caféine.

Exp. V. — 2 mai 1899. Lapin 1990 gr. anesthésie à l'éther. Solution de chlorhydrate de caféine 0,10 pour 20 cc. eau; chaque injection de 1 cc. contient 0,005 de caféine.

| | | | |
|---|---|---|---|
| 4 h. 50. | Avant toute injection | 123mm | 252 |
| 5 h. 20. | Après la 4e » soit 0,0025 caféine | 126 | 232 |
| » 30. | Après la 6e injection | 105 | 252 |
| » 45. | » 9e » | 100 | 240 se marquent mal |

Dose totale 0,10 soit p. k. 0,05.

Exp. VI. — Novembre 1903. Lapin 1760 gr. non anesthésié. Solution comme ci-dessus.

4 h. 15. Avant toute injection 81mm 240
» 37. Après la 5e »
soit, 0,025 caféine 94 215
5 h. Après la 12e injection
soit 0,060 110 204 influence des secousses sur l'élévation de la pression.
5 h. 36. Après la 17e injection 99 262 visibles à la loupe.
Dose totale 0,133 soit p. k. 0,076.

Exp. VII. — 13 novembre 1903. Lapin 1640 gr. non anesthésié. Chaque injection de 1 cc. contient 0,012 de caféine.

4 h. 23. Avant toute injection 99mm 193
» 35. Après la 4e »
soit 0,048 105 180
» 46. Après la 7e »
soit 0,084 84 229
5 h. 18. Après la 8e » 82 327 visibles à la loupe et inégales.
Dose totale 0,096 soit p. k. 0,058.

*Influence de la section des vagues chez les animaux anesthésiés.*

Exp. VIII. — 30 novembre 1899. Lapin 1700 gr. éthérisé. 1 cc. de la solution de caféine contient 0,005.

4 h. 18. Avant toute injection 87mm 223
» 32. Après la 4e » 84 203
» 44. Section des vagues.
» 50. Après la 6e injection 92 224
Dose totale, 0,055 soit p. k. 0,032.

Exp. IX. — 5 décembre 1899. Lapin 1700 gr. Ether. Même titre de la solution.

4 h. 40. Avant toute injection 105mm 216
Après la 4e »
soit 0,020 105 215
5 h. 03. Section des vagues.
» 22. Après la 7e injection 120 228
Dose totale 0,055 soit p. k. 0,942.

Exp. X. — 8 décembre 1899. Lapin 1870. Ether. Même titre de la solution.

4 h. 10. Avant toute injection 134mm 204
» 30. Après la 5e »
soit 0,025 140 177
» 45. Section des vagues.
» 59. Après la 7e injection 139 204
Dose totale 0,060 soit p. k. 0,032.

*Influence de la section des vagues chez les animaux non anesthésiés.* Injection par l'artère fémorale; solution titrée : 1 cc. contient 0,01 de caféine.

Exp. XI. — 20 novembre 1903. Lapin 1,275 gr.

4 h. 09. Avant toute injection 91mm 288
» 14. Section des vagues.
» 27. Après la 3e injection soit 0,03 112 312
» 31. Après la 4e » 119 312

Exp. XII. — 27 novembre 1903. Lapin 1745 gr. Titre de la solution ci-dessus.

4 h. 20. Avant toute injection 99mm 216
» 21. Section des vagues.
» 38. . . . . . . . . . . . . 109 230
» 52. Après la 4e injection 117 230
5 h. 14. Après la 9e » 133 252
Dose totale 0,09, soit p. k. 0,0515.

Exp. XIII. — 14 décembre 1903. Lapin 1325 gr. Atropinisation préalable. Solution de caféine comme ci-dessus.

4 h. 32. Etat normal 112mm 264
5 h. 15. Atropine 0,0098 p. k.
» 26. Après la 4e injection 124 228 le chiffre élevé de la pression est en rapport avec l'agitation musculaire.
» 37. Après la 8e injection 110 228-240

Exp. XIV. — 18 décembre 1903. Lapin 1935 gr. Même mode operatoire; même titre de la solution.

4 h. 10. Etat normal 97mm 229
» 40. Atropine 0,0154 p. k.
» 59. Après la 4e injection 105 229
5 h. 15. Après la 9e » 91 229-240
Dose totale 0,16, soit p. k. 0,083.

Exp. XV. — 4 mai 1904. Lapin 1395 gr. Même mode opératoire; même titre de la solution.

4 h. 34. Etat normal 89mm 230
» 38. Après la 1re injection 90 230 secousses.
» 38. » 2e » 92 219
» 41. » 3e » 99 240 hypertonicité muscul.
» 46. Section des vagues.
» 56. . . . . . . . . . . . . 92 249
5 h. — Après la 4e injection 100 249
» 03. » 5e » 102 252

*Influence de la section des vagues chez les animaux injectés par voie veineuse.*

Exp. XVI. — 4 février 1904. Lapin 1470 gr. Titre de la solution comme ci-dessus. Injection par la veine jugulaire droite.

4 h. 10. Etat normal 94mm 216
» 26. Section des vagues.
» 29. Après la 1re injection 91 240
» 39. » 4e » 91 252
» 54. » 8e » 97 252
Dose tale 0,12, soit p. k. 0,081.

Il va sans dire qu'après la section des vagues, l'animal est laissé en repos un temps suffisamment long pour que l'effet de cette opération se dissipe.

Exp. XVII. — 13 février 1904. Lapin 1875 gr. Titre de la solution comme ci-dessus. Injections par la voie crurale, variant de $^1/_2$ à 1 cc.

5 h. 20. Etat normal 97mm 240
» 40. Après la 3e injection
soit 0,02 caféine 100 228
» 40. Section des vagues.
6 h. 02. Après la 7e injection 81 240
Dose totale 0,04, soit 0,021 p. k.

Exp. XVIII. — 17 février 1904. Lapin 1875 gr. Mêmes solution et procédé opératoire. La dose injectée chaque fois est de $^1/_4$ à $^1/_2$ cc.

4 h. 50. Etat normal 109mm 250
5 h. 11. Après la 4e injection
soit 0,0125 112 228
» 36. Section des vagues.
» 43. Après la 5e injection 117 204
» 56. » 10e » 116 270
Dose totale 9,0325, soit 0,0173 p. k.

Exp. XIX. — 26 février 1904. Lapin 1500 gr. Atropinisation préalable. Mêmes solution et procédé opératoire. Dose $^1/_2$ cc.

3 h. 57. Etat normal 97mm 240
4 h. 14. Atropine 0,01.
» 21. Après la 2e injection
soit 0,01 caféine 99 264
» 32. Après la 5e injection 104 264
Dose totale 0,025, soit p. k. 0,017.

**Théocine.**

Exp. XX. — 23 février 1903. Lapin 1670 gr. Solution de théocine dans l'eau sodée au 1/100 (carbonate de soude). Chaque injection contient 0,01 par cc.

| | | | |
|---|---|---|---|
| 4 h. 40. | Avant toute injection | 118mm | 276 |
| » 45. | Après la 2e injection | 113 | 325 |
| » 55. | » 4e » | 109 | 345 |
| 5 h. 03. | » 6e » | 108 | 325 |
| » 11. | » 8e » | 105 | 350 |

Dose totale 0,08, soit 0,048 p. k.

Secousses très fréquentes à partir de la 4e injection; la détermination de la pression et des pulsations devient difficile.

Exp. XXI. — 3 mars 1903. Lapin 1380 gr. Même titre de la solution.

| | | | |
|---|---|---|---|
| 4 h. 20. | Avant toute injection | 91mm | 215 |
| » 45. | Après la 2e » | 89 | 264 |
| 5 h. 08. | » 5e » | 89 | 256 |

Dose totale 0,05, soit 0,036 p. k.

Administration de la théocine à intervalles plus éloignés, de manière à prévenir les secousses et permettre des déterminations précises.

Exp. XXII. — 8 avril 1903. Lapin 1610 gr. Même titre de la solution. Jnjection de 2 cc. chaque.

| | | | |
|---|---|---|---|
| 3 h. 59. | Avant toute injection | 95mm | 240 |
| 4 h. 12. | Après la 2e » | 97 | 294 |
| » 26. | » 4e » | 98 | 300 |
| » 44. | » 6e » | 91 | 288 |

Dose totale 0,14, soit 0,085 p. k.

Animal très excitable ; secousses nombreuses, pouls alternant, puis bigéminé vers la fin de l'expérience.

Exp. XXIII. — 22 avril 1903. Lapin 1810 gr. Mêmes titre et dose que ci-dessus.

| | | | |
|---|---|---|---|
| 4 h. — | Avant toute injection | 104mm | 252 |
| » 21 | Après la 3e » | 102 | 300 |
| » 43 | » 6e » | 85 | 300-312 |
| 5 h. — | » 10e » | 40 | 288 presque incomptables. |

Dose totale 0,20, soit p. k. 0,11.

Secousses fortes, mais plus tardives; pulsations irrégulières dès la 7e injection.

Exp. XXIV. — 5 avril 1903. Lapin 1620 gr. Même titre et dose.

| | | | |
|---|---|---|---|
| 4 h. — | Avant toute injection | 109mm | 240 |
| » 14. | Après la 2e » | 105 | 324 |
| » 30. | » 5e » | 92 | 324 |

| | | | |
|---|---|---|---|
| 4 h. 39. | Après la 7e injection | 83mm | 336 |
| » 47. | » 9e » | 86 | 325 |
| » 59. | » 10e » | 85 | 336 |

Dose totale 0,22, soit p. k. 0,135.

Secousses peu nombreuses, apparaissant après la 5e injection. Pouls rapidement accéléré dès la 2e injection.

Exp. XXV. — 1er mai 1903. Lapin 2485 gr. Injection progressive de chloral, dose totale 0,30, soit p. k. 0,12. Solution de théocine au 1/100 ; injection variant de 2 à 4 cc.

| | | | |
|---|---|---|---|
| 4 h. 20. | Avant toute injection | 103mm | 192 |
| » 30. | Après le chloral | 85 | 240 |
| » 40. | Après la 3e injection | 101 | 288 |
| » 45. | » 5e » | 94 | 288 |
| » 54. | » 8e » | 92 | 300 |
| 5 h. 12. | » 12e » | 96 | 300 |
| » 22. | » 15e » | 91 | 278 |

Dose totale 0,40 soit p. k. 0,161.

Secousses beaucoup moins fortes, influencent moins la pression.

## Partie clinique.

Cette étude n'offrirait qu'un médiocre intérêt si nous ne pouvions en tirer quelques conclusions pratiques en comparant les résultats de l'expérience avec ce que nous connaissons de l'action de ces substances chez l'homme.

Nous savons que, à l'exception de la caféine, elles sont exclusivement employées pour provoquer la diurèse ; grâce à leur action spéciale sur le rein, elles sont à même de rendre de grands services.

La *théobromine*, sous ce rapport, est de premier ordre. Elle est, somme toute, peu excitante pour le système merveux ; on a bien cité quelques cas où elle a provoqué de la céphalalgie, mais c'est tout. Elle n'agit sur le cœur qu'à forte dose, c'est-à-dire dans des proportions qui, toutes choses égales d'ailleurs, dépassent de beaucoup celles qui sont employées en clinique, et, à ma connaissance du moins, on n'a rapporté aucun cas nettement défavorable. C'est un bon et utile médicament qui trouve son application dans les grands œdèmes d'origine cardio-ténale ou cardio-hépatique. Evidemment, dans les cas où le foie est sclérosé, l'action de la théobromine est peu efficace, mais, à cet égard, les autres médicaments ne valent guère mieux. On connaît aussi son influence si grande dans les cas nombreux décrits par Guchard et ses élèves, sous le nom de dyspnée toxi-alimentaire, où elle contribue, avec un régime approprié, à faire cesser les accidents pénibles et souvent inquiétants.

Les tentatives pour substituer, à la théobromine, des composés solubles n'ont guère réussi, sauf pour l'agurine. La diurétine n'est certes pas sans inconvénients, puisqu'elle contient de l'acide salicylique. Il ne nous semble, d'ailleurs, pas désirable, dans ce cas, d'introduire un corps soluble ; il vaut mieux compter sur une action progressive, qui ne brusque pas, si l'on peut ainsi parler, la fonction qu'il s'agit de rétablir ou de renforcer. Les expériences de Solacolu montrent que l'acide chlorhydrique, en proportion équivalente à celle du suc gastrique, précipite lentement l'agurine. Il se forme du chlorure de sodium et de la théobromine, mais dans un excès d'acide chlorhydrique, la théobromine devient soluble.

Les auteurs qui ont publié des observations de cas traités par l'*agurine* ne sont pas nombreux et, à l'heure actuelle, ce médicament paraît être tombé dans l'oubli. Les résultats de l'emploi de la théobromine ont été fort bien résumés dans l'importante thèse de Bergougnan, qui a fait pratiquer des recherches sur le mode d'élimination de ce médicament ; on n'en retrouve, dans l'urine, qu'une portion assez faible sous forme de composés xanthiques. Il est probable qu'une partie est rejetée par l'intestin ou subit une transformation encore inconnue.

En ce qui concerne la *caféine*, la grande variabilité des opinions sur son action physiologique n'a point empêché les cliniciens de l'employer dans tous les états de défaillance cardiaque lente ou brusque, ou aussi à titre de diurétique. On a même voulu la placer sur le même pied que la digitale. Il ne me semble pas exact de la considérer comme telle, car, à l'heure actuelle, nous devons avouer que nous ne connaissons aucun médicament capable de supplanter la digitale dans le traitement des cardiopathies. Au reste, ceux qui ont préconisé, il y a déjà longtemps, la caféine, comme Huchard et Desnos, l'employaient surtout contre les accidents graves de la myocardite infectieuse. On n'a pas craint, dès le début, d'affirmer la nécessité de fortes doses ; 1 gr. à 1,50 par jour, même en injections sous-cutanées, auraient produit d'excellents effets, provoqué de véritables résurrections. Il n'est pas possible d'infirmer la légitimité de ces faits ; il faut, d'abord, convenir que la cause du collapsus, dans les maladies infectieuses, est discutable. Le collapsus est-il dû, réellement, à une altération du myocarde, à un affaiblissement des vaso-moteurs ou à d'autres influences nerveuses ? Romberg et Fässler, et ce dernier avec Rolly, ont fait des séries d'expériences surtout avec la toxine du pneumo-coccus et celle du Löffler. Ils arrivent à cette conclusion que la première intéresse directement et exclusivement le centre vaso-moteur, tandis que la seconde a, en outre, une action sur le muscle cardiaque.

Il n'est pas sans importance de discuter cette question en tenant compte des résultats de l'expérience comparés à ceux de la clinique.

Nous voyons que la caféine influence certainement le muscle cardiaque ; si nous nous en rapportons aux expériences de Bock, sur le cœur isolé, nous constatons, dès le début, une diminution de pression, tandis qu'en opérant sur l'animal normal, les petites doses donnent lieu à une augmentation de pression et cela par une excitation du centre vaso-moteur. Mes expériences confirment celles des autres auteurs et prouvent que, soit à cause de la vaso-constriction, soit par suite de l'influence directe sur le muscle cardiaque, le même phénomène se produit chez les animaux dont on a sectionné la mœlle cervicale, la pression augmente nettement lorsqu'on ne dépasse pas certaines doses. Il me paraît donc que l'action toni-cardiaque n'est pas négligeable.

Mais nous savons aussi que la caféine a, pour résultat final, une rigidité du muscle qui n'est certes pas sans inconvénients ; cette perte d'élasticité, cette difficulté qu'éprouve le cœur à laisser pénétrer le sang en quantité suffisante, rend le volume du pouls moins considérable et diminue l'importance de la circulation. C'est un fait qui a été relevé et très nettement démontré par Pouchet, dans sa récente communication ; on voit les pulsations cardiaques diminuer progressivement de hauteur et, finalement, ne plus s'inscrire que sous forme d'oscillations à peine visibles, même à la loupe. Si on injecte, à cette période, des substances du groupe de la digitaline, on voit le volume du pouls augmenter et la pression se relever.

En tenant compte de ces faits, on comprend parfaitement que, selon les circonstance, l'emploi de la caféine, surtout à haute dose, n'est pas utile, peut même être nuisible. Suivant que le myocarde est en plus ou moins bon état, qu'il est sclérosé ou non, l'action de la caféine se traduira ou par une augmentation de son énergie motrice ou, au contraire, par une diminution.

Si l'on ajoute, en outre, que la caféine doit être plutôt considérée comme un agent accélérateur des pulsations, il s'ensuit qu'il n'est pas toujours prudent d'exciter outre mesure un cœur déjà fatigué, de provoquer, par l'intermédiaire du système nerveux central ou intra-cardiaque, une accélération qui ne fera qu'augmenter cette fatigue. Il n'est pas difficile, à chaque praticien, de se remémorer des faits de sa clientèle qui appuient cette observation ; combien de fois, chez des individus âgés ou vieillis avant le temps normal, alors que le cœur faiblissait pour une raison quelconque, n'avons-nous pas vu la caféine, prescrite à forte dose, selon la tradition, échouer complètement ! Le cœur, d'abord surexcité, s'affole, puis s'affaiblit et nous assistons, dès lors impuissants, à la déroute finale. Au contraire, chez des individus plus jeunes, la caféine, grâce à sa rapidité d'action, rend au cœur sa force manquante et donne au système nerveux l'impulsion désirable, en même temps qu'elle facilite la diurèse. C'est que les conditions sont bien différentes dans les deux cas ; nous avions à faire, dans le premier, à un myocarde dégénéré, incapable de supporter un effort un peu considérable, qui demandait, en tous cas, à être ménagé ; dans le second, le sujet ne présentait qu'une diminution dans sa puissance fonctionnelle.

Ces idées ne me sont point personnelles, mais elles répondaient si bien à ma conviction, qu'avant de m'occuper de ces recherches, j'avais, depuis longtemps, réduit la proportion de caféine à donner à mes malades. Huchard et Fiessinger ont, dernièrement, montré l'importance de cette question ; d'une manière générale, leur opinion est qu'il faut se borner aux petites doses de 0,25 à 0,50 par 24 heures ; chez les nerveux, les enfants, au cours des maladies infectieuses, la caféine fera place à l'huile camphrée. Enfin, dans les cas où la fibre cardiaque est altérée, la caféine à forte dose peut entraîner des désastres. On ne saurait, se rapportant à l'expérience si étendue de ces deux observateurs, conclure avec plus de prudence.

L'expérimentation nous montre combien la *théocine* affecte rapidement le cœur, la pression ne tarde pas à s'abaisser et, surtout, l'accélération des pulsations et les secousses musculaires sont considérables. Dans son rapport déjà cité, Pouchet a, en outre, attiré l'attention des observateurs sur le tétanos respiratoire qui ne tarde pas à se produire ; il n'estime pas, du reste, qu'il y ait, sur ce point particulier, des différences bien marquées entre la théocine et la caféine ; il faudrait des procédés d'expérimentation plus délicats pour les apprécier.

Il a été publié un certain nombre de travaux, d'ordre clinique, sur l'emploi et les résultats de cette médication.

Minkowski, en s'appuyant sur les travaux de Dreser, qui estime que la théocine a l'avantage non seulement d'accroître l'eau de l'urine, mais encore d'augmenter l'élimination des sels qui y sont contenus, l'a administrée à un certain nombre de malades. C'étaient, en général, des cardiaques avec œdèmes, des brightiques plus ou moins hydropiques et un malade atteint d'ascite consécutive à une cirrhose cardiaque. Il constate que les mictions sont plus abondantes et plus rapides qu'avec la théobromine, mais cette action est très peu persistante et devient de plus en plus faible à mesure qu'on administre de nouvelles doses. Il observe aussi ce que beaucoup d'autres mentionnent après lui, c'est la présence de vomissements souvent très rebelles, 2 cas sur 14 ; il n'a constaté que rarement une excitation anormale du système nerveux. Au point de vue des reins, il n'y aurait pas d'action irritante ; chez des albuminuriques, la proportion d'albumine diminue d'une façon correspondante à l'augmentation de la diurèse. Le cœur n'est pas influencé.

Thienger arrive, à peu près aux mêmes conclusions (17 cas traités) ; le meilleur résultat est obtenu dans les phénomènes de stase d'origine cardiaque ou rénale, pourvu que les organes ne soient pas trop insuffisants ; il a noté, quelquefois, de l'excitation psychique et de la céphalalgie.

Schmitt, de Nancy, dans ses expériences, reconnaît que la théocine a une action convulsivante sur le système nerveux et amène de la contraction musculaire comme la caféine, mais n'a pas les propriétés toni-cardiaques de cette dernière. Comparée à la théobromine, ses effets sont plus rapides, mais elle n'a pas l'innocuité de cette dernière. Et, le même auteur, essayant de tirer quelques conclusions pratiques de ses expériences, pense que la théocine doit entraîner facilement des troubles digestifs, déterminer des accidents nerveux, surtout chez les prédisposés, provoquer, par un usage trop prolongé, des lésions de l'épithélium rénal.

Garnier, chez des malades atteints d'artério-sclérose avec lésions cardiaques et rénales, n'a retiré aucun bénéfice évident de l'emploi de la théocine.

Dans une première note, Meinertz n'estime pas que cette substance donne de bons résultats au cours des néphrites ; il pense que son action peut être augmentée en la combinant avec la digitale.

Alkan et Arnheim ont vu se produire, assez souvent, des vomissements ; l'action rapide de la théocine n'est pas durable, se reproduit difficilement, n'est, en général, pas suffisante pour faire disparaître les grands œdèmes. Ces auteurs ne lui reconnaissent aucune influence directe sur le cœur et la pression sanguine ; l'albuminurie augmente après son emploi et il est préférable de s'en abstenir dans le cours des néphrites récentes. Les fortes doses sont inutiles.

Suter a étudié la théocine sur un malade de la clinique du prof. Julliard et rapporte, en outre, deux cas examinés à la clinique du prof. Bard, à Genève ; l'effet du médicament est net, mais peu durable ; on a observé, quelquefois, des nausées et de la céphalalgie. L'auteur conseille de ne pas en prolonger l'emploi mais de le reprendre au bout de quelques jours, seul ou combiné avec d'autres médicaments cardiaques.

Hundt mentionne, entre autres observations, des cas de néphrite aiguë où la théocine a eu des effets variables, mais il rapporte surtout le fait d'une jeune fille de 15 ans qui a présenté des accès épileptiformes après l'administration de la théocine, il est vrai au cours d'une néphrite scarlatineuse. La dose quotidienne était de 0,30 en trois prises ; les mêmes accidents se reproduisirent, plusieurs jours après, avec une dose de 0.20. L'auteur insiste sur l'effet purgatif de ce médicament, ainsi que sur la présence des vomissements.

Allard a rapporté deux cas de mort rapide après l'administration de la théocine et à la suite de convulsions épileptiformes ; il s'agissait d'hommes de 52 et 59 ans, présentant tous les signes d'une stase circulatoire, œdèmes, ascite, dyspnée. Le premier a pris 0,30 à deux reprises différentes (quinze jours de distance), la diurèse a été médiocre, la mort est survenue le lendemain de la dernière prise du médicament. Pour le second les doses ont été une fois 0,60, une fois 0,90 à trois jours de distance ; le résultat a été assez bon, les œdèmes ont disparu très vite ; la nuit suivante, éclatent les accès convulsifs. L'autopsie, faite dans les deux cas, a révélé, outre des lésions de sclérose cardiaques, dans l'un d'eux, de l'œdème cérébral, de la néphrite partielle. Mais, ce qui est particulièrement intéressant, c'est la présence de petites, mais nombreuses hémorragies de la muqueuse gastrique. Allard mentionne deux cas de Schlesinger où des convulsions générales ont été observées, mais sans suites fatales ; la cessation du médicament a eu raison de ces accidents. Allard a fait un certain nombre d'expériences sur des chiens et des lapins, en introduisant la théocine soit dans l'estomac, soit par voie sous-cutanée ; les animaux sont morts avec des phénomènes convulsifs et il a pu constater chez tous la présence de ces hémorragies gastriques, ainsi que la tuméfaction trouble de plusieurs organes : cœur et rein (canalicules urinaires). Il est à noter que les doses indiquées par kilogramme d'animal, comme ayant amené la mort, sont très élevées.

Enfin, je mentionne le très intéressant mémoire de Meinertz, qui a étudié la combinaison de la théocine et de l'acétate de soude au point de vue, surtout, de l'élimination des substances salines. Il attire l'attention sur le fait que ce médicament, non seulement détermine une forte diurèse, mais, encore, provoque l'élimination d'une grande quantité de chlorure de sodium. Cependant, il me paraît ressortir de l'examen de ses chiffres que, chez l'individu normal, cette élimination n'est pas bien considérable mais que, si l'on s'adresse à des individus œdématiés, la proportion augmente rapidement. L'auteur admet une action spécifique de la théocine sur le chlorure de sodium, car les autres parties solides de l'urine ne présentent que de faibles modifications. Etant donné les théories actuelles sur la rétention des chlorures comme cause de l'œdème, cette action ne serait pas sans importance. Meinertz admet que le nouveau produit ne donne pas lieu, aussi souvent que la théocine pure, à des effets fâcheux.

En présence d'un nouveau médicament de la série xanthique qui, par certains côtés, paraissait devoir donner des résultats brillants et être destiné à supplanter la théobromine, j'ai cru devoir donner connaissance de ces différents travaux ; comme on peut s'en rendre compte, les auteurs reconnaissent, en général, à la théocine une action puissante, mais peu durable ;

les inconvénients résultant de son emploi sont assez marqués. L'expérience clinique ne nous permet donc pas d'attribuer à la théocine des effets assez sûrs pour qu'il vaille la peine de laisser de côté la théobromine, déjà éprouvée par un grand nombre d'auteurs et qui n'a certainement pas les mêmes inconvénients. J'ai pu l'administrer pendant des semaines et des mois sans aucune menace d'intolérance.

En résumé et cliniquement parlant, nous pouvons admettre que la théobromine est le meilleur diurétique rénal que nous ayons, actuellement, à notre disposition; aux doses habituelles, elle n'agit pas, sur le cœur, d'une manière défavorable et elle n'excite pas le système nerveux.

Quant à la caféine, son action diurétique est indéniable, surtout quand il s'agit de prolonger celle de la digitale. Elle est aussi un bon agent toni-cardiaque, mais l'emploi des petites doses, ou des doses moyennes, doit être seul recommandé.

## Bibliographie.

Je n'indique ici que les principaux travaux consultés ; la liste complète des mémoires concernant la caféine est très considérable.

### *Théobromine.*

Bergougnian. Traitement rénal des cardiopathies artérielles. *Thèse de Paris*, 1902, n° 322. (Indication des travaux de Huchard et d'autres auteurs sur ce médicament).

S. Levenson. Etude sur l'action de la théobromine. *Thèse de Genève*, 1898.

Thomas. Action de la théobromine sur la pression artérielle, *Bulletin de thérapeut.*, 1899, p. 492.

### *Agurine.*

Impens. Sur un nouveau diurétique. *Thèse de Bruxelles*, 1901.

Destrée. Idem. *Bull. de Thérapeut.*, 1901.

Holle. Klinische Beobacht. über Agurin. *Thèse de Munich*, 1902, n° 29.

Michaelis. Idem. *Deutsche Aerzte Zeitung*, 1901, vol. I, p. 559.

De Back. Diuretic action of theobromin derivates, *Merck's Archiv*, New-York, 1902, p. 348.

Cerwinka. Ueber Agurin. *Prag. med. Wochenschrift*, 1902, n° 48. Analys, in *Centr. Bl. f. wissenschaft. Medizin*, 1903, p. 393.

Solacolu. Etude clinique sur l'agurine. *Thèse de Paris*, 1902, n° 566.

Ach. Ueber die diuret. Wirkung einiger Purinderivate. *Arch. f. experiment. Pathol. und Pharmakol.*, vol. 44, 1900, p. 320.

*Caféine.*

Pouchet. Leçons de pharmacodynamie, 4e et 5e séries.

Aubert. Ueber die Wirkung des Coffeïns, *Archiv f. Physiologie*, vol. V, p. 589.

Cohnstein. Einfluss des Coffeïns, etc., über arteriellen Druck. *Thèse de Berlin*, 1892.

Bock. Idem. *Archiv f. experiment. Pathol. und Pharmakol.*, vol. 42-43.

Pouchet et Chevalier. Note sur la caféine et la théophylline *Bull. de thérapeutique*, 1903, 2e sem., p. 615.

Huchard et Fiessinger. Les injections de caféine. *Journal des praticiens*, 1903, p. 691.

*Théocine.*

Minkowski. Ueber Theocin als Diureticum *therapie des Gegenwart*, 1902, p. 490.

Pouchet et Chevalier, *loc. cit.*

Thomas. Etude sur la théocine. *Bull. de thérap.*, 1903, 1re sem., p. 890.

Schmitt. Idem. *Ibid.*, 1903, 2e sem., p. 218 et *Revue médic. de l'Est.* 1903, p. 417.

Meinertz. Ueber die diuret. Wirk. des Theocins. *Therap. Monatshefte*, février 1903.

Garnier. *Rev. méd. de l'Est*, 1903, p. 562.

Thienger. Theocin als Diureticum. *Münch. med. Wochenschr.*, 1903, pl. 1295.

Alkan et Arnheim. Erfahrungen über Theocin *Therap. Monatshefte*. janv. 1904.

Hundt. Beitræge zur diuret. Wirk. des Theocin. *Ibid.*, 1904, p. 190.

Suter. Theocin als Diureticum. *Corresp. Bl. für Schweizer Aerzte*, 1er avril 1904.

Allard. Ueber Theocin-Vergiftung. *Deutsch. Arch. f. klin. Med.*, vol. 80, p. 510.

Impens. Sur la 3-monomethylxanthène. *Archives de Pharmacodynamie*, vol. X, p. 463.

Romberg et Fæssler. *Deutsches Archiv f. klin. Med.*, vol. 64, p. 668 et 715.

Fæssler et Rolly. Untersuch über Kreislaufstörungen bei akuten Infectionskrankheiten. *Ibid.*, vol. 77, p. 96 et *Münch med. Wochenschr.*, 21 oct. 1902.

www.ingramcontent.com/pod-product-compliance
Lightning Source LLC
LaVergne TN
LVHW052021160826
845678LV00003B/1146